AF321247

APPLICATION

DE

LA MALLÉINE

AU

Diagnostic de la Morve latente

Par Ed. NOCARD, d'Alfort

PARIS

TYPOGRAPHIE & LITHOGRAPHIE A. MAULDE & Cⁱᵉ

144, Rue de Rivoli, 144

1892

Ed. NOCARD, d'Alfort

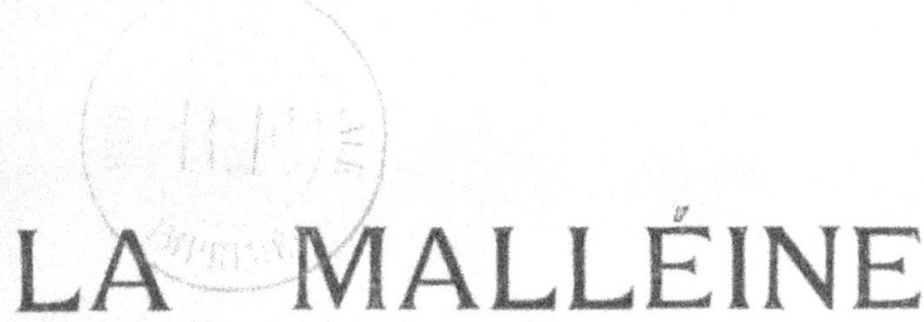

LA MALLÉINE

COMME MOYEN DE DIAGNOSTIC

DE LA

MORVE LATENTE

APPLICATION

DE

LA MALLÉINE

AU

Diagnostic de la Morve latente [1]

Par Ed. NOCARD, d'Alfort

Dans les cas douteux de morve, l'inoculation à l'âne, au cobaye ou au chien, rend les plus grands services aux vétérinaires praticiens; mais on ne peut y recourir que si l'on a quelque chose à inoculer: jetage, pus, ganglions hypertrophiés, etc...; bien plus, lorsqu'il n'existe qu'une glande, l'inoculation de la pulpe ganglionnaire ne permet de conclure qu'autant que l'animal inoculé devient morveux : dans plus de la moitié des cas, la glande de morve chronique ne possède pas (ou ne possède plus au moment de l'extirpation), la virulence morveuse.

Mais il est des cas où la morve est localisée exclusivement au poumon, où elle ne se traduit à l'extérieur par aucun signe apparent, où tout produit inoculable fait défaut; il est clair qu'en pareil cas, le vétérinaire, réduit aux seules ressources de la clinique, est impuissant à reconnaître la nature et même la présence des lésions pulmonaires.

Sommes-nous donc absolument désarmés ?

Jusqu'à ces derniers temps nous n'avions aucun moyen de faire le diagnostic de ces cas si difficiles; il semble aujourd'hui que, par les injections de *malléine*, nous puissions reconnaître, avec une grande précision, des cas de morve latente, dont hier encore nous n'aurions même pas osé soupçonner l'existence.

La *malléine* est l'extrait glycériné des cultures du bacille de la morve.

De tout le tapage qui s'est fait autour de la *tuberculine*, la trop fameuse « *lymphe de Koch* », et des expériences innombrables dont elle a été l'objet, il est resté du moins cette notion scientifique de première importance, à savoir que les produits de sécrétion du bacille tuberculeux cultivé *in vitro* ont une action *spécifique*, une action *élective* toute spéciale, sur les lésions organiques causées par ce bacille.

On devait se demander, on s'est demandé de toutes parts, si cette action spécifique était particulière au bacille tuberculeux ou si, au contraire, on ne

---

la retrouverait pas, plus ou moins identique, dans les cultures d'autres microbes pathogènes.

Deux vétérinaires russes, Kölning, de Dorpat, puis Hellmann, de Saint-Pétersbourg, ont annoncé les premiers que l'extrait des cultures de morve (la *malléine*) possède, à l'égard des lésions morveuses, une action tout à fait comparable à celle qu'exerce la tuberculine sur les lésions tuberculeuses. Plusieurs chevaux morveux qui avaient reçu en injection sous-cutanée une petite dose (?) de malléine, avaient manifesté au bout de quelques heures, une réaction fébrile intense, alors que les chevaux sains, *témoins*, n'avaient éprouvé aucune élévation de la température. Au cours de ces expériences, Kölning s'était inoculé la morve et il y succomba.

Ces expériences furent répétées un peu partout; toutes celles qui ont été publiées ont donné des résultats également favorables.

Pour ma part, j'étudie depuis les vacances dernières une malléine préparée à l'Institut Pasteur, par M. Roux, et je suis aujourd'hui en mesure d'affirmer que l'emploi de cette malléine, sous certaines précautions que j'indiquerai tout à l'heure, permet de faire avec certitude le diagnostic de certains cas de morve pour lesquels tous les autres moyens de diagnostic seraient impuissants.

En pareille matière, il importe d'employer toujours le même produit, ou tout au moins un produit dont la puissance d'action soit toujours sensiblement égale. On y parvient en opérant ainsi : après avoir exalté par de nombreux passages successifs la virulence du bacille morveux, au point de le rendre capable de tuer le lapin et même la souris blanche, ordinairement réfractaire, en moins de trente heures, on l'ensemence dans le bouillon peptone glycériné dont nous avons indiqué la formule pour la culture du bacille de la tuberculose; après un mois de séjour à l'étuve à 35°, les cultures sont stérilisées à l'autoclave à 110°, filtrées sur papier, puis concentrées par évaporation dans le vide à basse température, en présence de l'acide sulfurique, jusqu'à réduction au dixième de leur volume primitif: on obtient ainsi un liquide sirupeux, de couleur brun foncé, d'une odeur spéciale, un peu vireuse ; ce liquide qui renferme environ 50 pour 100 de glycérine, se conserve très longtemps au frais, à l'abri de l'air et de la lumière; on l'emploie en dilution au dixième dans l'eau phéniquée à 5 pour 1000.

En opérant toujours de la même façon, on a des chances d'obtenir un produit dont l'activité soit toujours sensiblement la même.

Même chez des chevaux sains, quand on injecte sous la peau une forte quantité de malléine (1 centimètre cube, 3/4 de centimètre cube, ou même 1/2 centimètre cube), on provoque, en même temps qu'une lésion locale (tumeur œdémateuse, chaude, sensible, du volume du poing, disparaissant sans jamais suppurer et sans laisser de trace, en deux ou trois jours), une réaction fébrile intense, se montrant dès la huitième heure après l'injection, durant douze ou quinze heures et atteignant 1°5, 2 degrés et plus; en même temps l'animal est triste, abattu, secoué de frissons et de tremblements, il mange à peine.

Si l'on n'injecte qu'un tiers, ou mieux, un quart de centimètre cube de malléine (2 cent. cubes 1/2 de la solution au dixième), la réaction produite *chez les animaux sains*, ânes, mulets ou chevaux, est absolument nulle: la lésion locale est à peine visible ou fait complètement défaut; la température reste normale; l'état général n'est pas modifié.

Que si, au contraire, on injecte cette petite quantité de *malléine* (1/4 de centimètre cube) à un cheval *morveux*, alors l'effet produit est remarquable: en quelques heures, une tumeur volumineuse apparaît au niveau de l'injection: œdémateuse, chaude, sensible, elle peut acquérir des dimensions énormes (elle ne suppure jamais); l'animal est profondément abattu; la face est grippée, les naseaux dilatés, le regard anxieux, le flanc retroussé, la respiration précipitée; les masses olécrâniennes, les muscles du grasset, sont le siège de frissons incessants; de temps à autre, le tronc est comme secoué par de violents tremblements généraux. La température s'élève rapidement de 2 degrés, 2 degrés 5, 3 degrés et plus; l'élévation est plus rapide que celle provoquée par la tuberculine; déjà notable dès la huitième heure après l'injection, elle atteint son maximum vers la dixième heure, puis, tout en s'abaissant un peu, se maintient à un niveau élevé pendant vingt-quatre, trente-six et quarante-huit heures. Les variations dans le nombre des pulsations m'ont paru le plus souvent parallèles à celles de la température: les tracés n°ˢ 2 et 3 sont très intéressants à cet égard.

Dans plusieurs cas, la réaction provoquée par la malléine a été telle que l'animal eût certainement succombé à bref délai, si l'on ne l'eût promptement abattu.

J'ai injecté ou fait injecter de la malléine à un nombre considérable de chevaux. Mais je ne puis parler que de ceux qui, ayant été ultérieurement livrés à l'équarisseur ou au boucher, ont permis de contrôler par l'autopsie les indications résultant des variations thermiques. Ces chevaux, qui tous étaient suspects à un titre quelconque, sont au nombre de quarante-huit. Trente-quatre étaient morveux: chez ces trente-quatre animaux l'élévation de la température a été supérieure à 2 degrés; chez la plupart elle a varié entre 2°,5 et 2°,8; chez quelques-uns elle a dépassé 3 degrés.

Chez huit des quatorze chevaux non morveux, la température n'a pas été modifiée d'une façon appréciable; chez quatre, elle s'est élevée d'environ 1 degré; chez les deux autres l'élévation a été de 1°,4 et 1°,8. Ce dernier avait une vieille glande d'origine inconnue; l'autre, de la bronchite chronique avec dilatations bronchiques. Un de mes correspondants a noté une élévation presqu'aussi forte chez un cheval mélanique, non morveux, utilisé comme témoin ; il faut dire que le morveux, soumis en même temps à la même injection, avait eu une élévation de 3 degrés.

Je ne sais pas encore à quoi attribuer ces réactions ébauchées qu'on observe de temps à autre chez des chevaux non morveux ; ceux qui sont vierges de toute lésion, ne réagissent absolument pas d'ordinaire ; chez tous ceux dont la température s'est élevée de plus de 1 degré, j'ai toujours trouvé une lésion quelconque, non morveuse, de l'appareil respiratoire. Un cheval de luxe qui m'avait été envoyé pour une petite glande de l'auge, dure et profonde, fut soumis trois fois à l'épreuve de la malléine ; trois fois sa température s'éleva de 0°,8 à 1 degré ; après l'excision de la glande (dont l'ensemencement et l'inoculation ne donnèrent aucun résultat), une quatrième injection de malléine ne produisit aucune réaction.

Au cours de ces expériences, j'ai recueilli nombre de faits intéressants.

M. Laquerrière me fit conduire un jour un petit cheval qui avait été le voisin d'un morveux ; l'animal était en parfait état et ne présentait absolument aucun signe de suspicion ; plusieurs confrères, MM. Barth, Baillet, Alexandre, Bourgeot, entre autres, furent très surpris de m'entendre le déclarer morveux, sur la seule foi des résultats de l'injection de malléine ; la plupart d'entre eux voulurent assister à l'autopsie : les poumons étaient littéralement farcis de tubercules chroniques ; la trachée était couturée de cicatrices, comme si l'on y eût versé de l'acide sulfurique.

Pour plusieurs chevaux, l'inoculation du jetage provoqué par un exercice violent et prolongé, ou l'inoculation de la glande avait donné des résultats négatifs, quand les indications de la malléine, vérifiées par l'autopsie, permirent d'affirmer l'existence de la morve. Les nombreux tracés que je vous présente montrent la netteté de la réaction provoquée.

Je pourrais multiplier les exemples de la puissance révélatrice de la malléine : je me bornerai aux suivants qui portent en soi leur enseignement :

Pendant la tenue de la foire de Saint-Romain, à Rouen, c'est-à-dire dans les premiers jours de novembre, le propriétaire d'un cirque forain soumettait à M. Philippe un cheval admirablement dressé, qui toussait depuis longtemps sans qu'on sût pourquoi : pas de symptômes significatifs : état général à peu près satisfaisant, pas de jetage, pas de glande ; la pituitaire était un peu décolorée et infiltrée, le larynx très sensible à la pression ; « ce cheval m'inspirant des craintes, m'écrivait M. Philippe, je pus, après exercice, recueillir un peu de jetage séreux et l'inoculer à un cobaye : Résultat négatif.

« Le cirque quitta Rouen pour Fécamp. — Je n'y pensai plus quand, vers

Injections diagnostiques de Malléine.

(⅒ de centimètre cube.)

***

Tracé N° 1. Âne sain, témoin.

Injection le 23 Février, a 6 h. du matin.

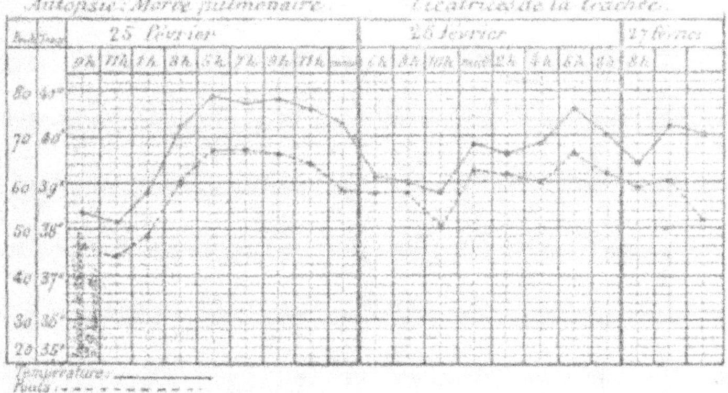

Tracé N° 2. Double poney voisin 3 = morveux, pas de symptômes.
Autopsie : Morve pulmonaire. Cicatrices de la trachée.

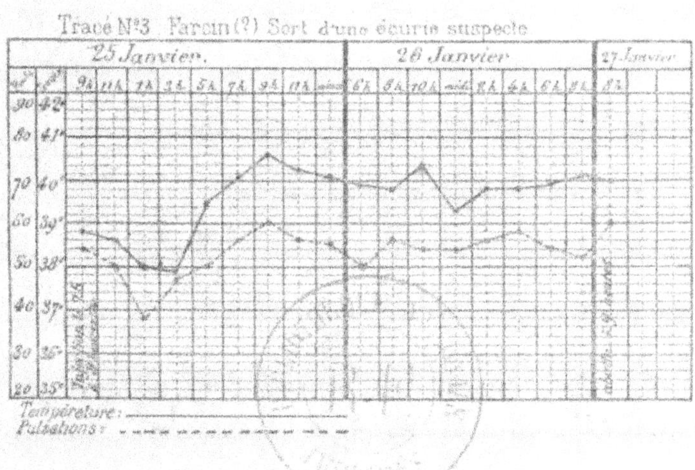

Tracé N° 3. Farcin (?) Sort d'une écurie suspecte.

Tracé Nº4 Sarcocèle morveux.

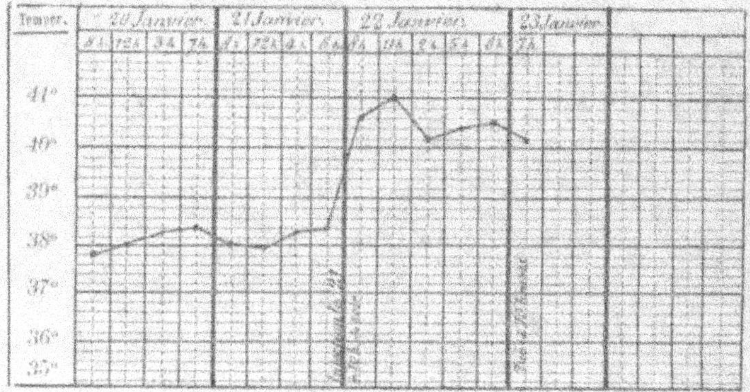

Tracé Nº5. Appartient à une écurie suspecte. Aucun symptômes.
Morve pulmonaire.

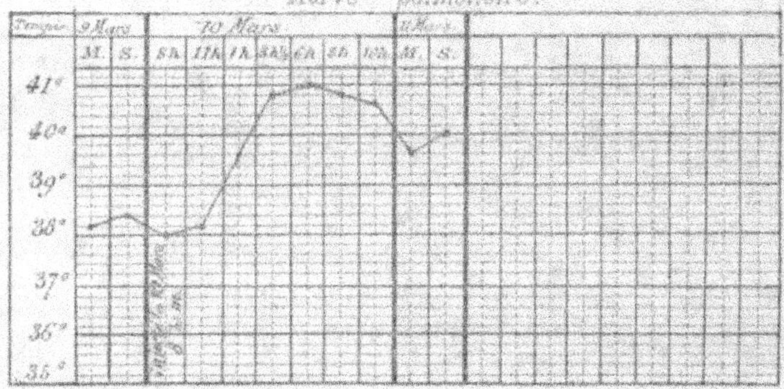

Tracé Nº6. Pas d'autre signe qu'une glande dont l'inoculation n'a pas donné la morve.
Autopsie: Morve pulmonaire.

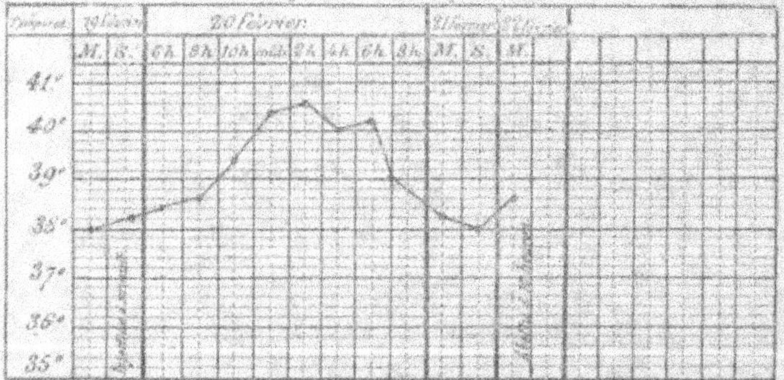

la fin de février, M. Boissière de Valmont m'appela pour voir un cheval, suspect surtout parce qu'il avait été voisin d'écurie d'un cheval morveux. C'était le cheval de cirque déjà vu au mois de novembre; il était toujours dans le même état : aucun symptôme de morve; pas de jetage; pas de glande; pituitaire un peu pâle; gorge toujours sensible.

« Une injection de malléine (un quart de centimètre cube) fut pratiquée par M. Boissière; dès la huitième heure après l'injection, la température s'était élevée de 2°9; elle se maintint à ce chiffre élevé pendant 6 heures, s'abaissa un peu jusqu'à la 30° heure et ne revint à la normale qu'après 48 heures.

« L'animal fut abattu; il avait des tubercules pulmonaires anciens, mais surtout des colonies de chancres morveux de toutes dimensions dans le larynx et la trachée; rien dans les cavités nasales. »

Autres faits plus intéressants encore :

Deux commerçants, intelligents comme en voit tant à Paris, avaient eu chacun un cheval morveux; les écuries infectées renfermaient encore l'une 9, l'autre 7 chevaux; je fus assez heureux pour convaincre les propriétaires qu'ils auraient un grand avantage économique, au point de vue du temps et de l'argent, à soumettre les survivants à l'épreuve de la malléine : peut-être pourrait-on reconnaître ainsi quelque cheval déjà morveux sans qu'on s'en doutât, l'abattre ou tout au moins l'isoler, avant qu'il ait pu contaminer à son tour quelqu'un de ses voisins. L'évènement justifia ces prévisions : Sur les seize chevaux contaminés, — dont pas un ne présentait de signe pouvant être rattaché à la morve, — trois furent dénoncés comme morveux par l'injection de malléine; l'épreuve ayant été renouvelée avec les mêmes résultats, les propriétaires se décidèrent à l'abatage; j'avoue que ce n'est pas sans quelque émotion, que je procédai à l'ouverture des cadavres : — les trois animaux avaient des tubercules typiques de morve chronique, assez clairsemés chez l'un d'eux (on en eût pourtant aisément compté plus d'un cent), innombrables chez les deux autres. L'un des propriétaires, convaincu par l'expérience, me demanda spontanément à renouveler l'épreuve sur tous ses chevaux, lorsque l'arrêté d'infection qui frappe son écurie serait levé; il voulait être sûr que tous ses chevaux étaient sains, avant de remplacer ceux qu'il avait dû faire abattre.

J'ai insisté sur ces faits parce qu'ils me paraissent dignes de servir d'exemple à ceux qui ont la mauvaise chance d'avoir affaire à la morve. Tous ceux qui ont la charge d'une cavalerie nombreuse, savent combien il est difficile de se débarrasser de la morve, quand elle s'est montrée dans une agglomération de chevaux; avant de se manifester à l'extérieur par des signes apparents qui tirent toute leur valeur diagnostique de ce qu'on les observe dans un milieu infecté, la morve peut exister pendant des semaines, pendant des mois, sur des sujets qui, sains en apparence, n'en sont pas moins capables de contaminer leurs voisins;

Dans l'armée, comme dans les grandes Compagnies de transport, il faut des années d'efforts et de soin pour assainir un régiment, un dépôt où la morve s'est montrée!

Désormais, grâce à la malléine, rien ne sera plus simple, plus rapide et plus économique : un cas de morve est constaté dans une écurie? Tous les chevaux de l'écurie seront soumis à l'épreuve de la malléine et tous ceux qui auront réagi, seront, sinon abattus immédiatement, du moins séquestrés et mis hors d'état de nuire. L'épreuve sera renouvelée deux ou trois fois à trois ou quatre semaines d'intervalle, et l'on aura ainsi la certitude que tous les animaux qui auront supporté, sans réagir, l'injection de malléine, ne sont à aucun degré suspects de morve.

Grâce à la malléine, — à laquelle ont déjà recours plusieurs vétérinaires délégués, de mes amis, — j'entrevois dans un avenir peu éloigné la diminution rapide et la disparition de la morve qui se maintient en France à un chiffre élevé, en dépit de tous les efforts du service sanitaire.

En terminant je résumerai ma communication dans les courtes propositions ci-après :

1° L'injection sous-cutanée de la malléine de Roux (1), à la dose de un quart de centimètre cube (deux centimètres cubes et demi de la solution au dixième), provoque, chez les seuls chevaux morveux, une réaction fébrile intense, accusée dès la huitième heure, durant toujours plusieurs heures;

2° Si l'élévation de la température dépasse deux degrés, on peut affirmer que l'*animal est morveux*; — si la température ne varie pas ou s'élève de moins de un degré, l'*animal n'est pas morveux*; — si l'élévation de la température est comprise entre un et deux degrés, il est impossible, dans l'état actuel, de dire si l'animal est ou n'est pas morveux; il faut le considérer comme suspect et le traiter comme tel;

3° Dans toute écurie infectée, il serait très avantageux, pour le propriétaire comme pour le service sanitaire, de soumettre à l'épreuve de la malléine tous les chevaux contaminés; on surveillerait de plus près, on abattrait ou tout au moins on pourrait séquestrer ceux qui donneraient la réaction caractéristique; en tout cas, la morve ne ferait pas de nouvelles victimes.

---

(1) M. Roux, de l'Institut Pasteur, envoie aux vétérinaires la *tuberculine* et la *malléine* dont ils peuvent avoir besoin, avec une notice indiquant le mode d'emploi et les précautions à prendre.

24125   Paris. — Imp. A. MAULDE et Cie, 144, rue de Rivoli.